Dr Achille DREYFUSS

# CONTRIBUTION A L'ÉTUDE

DU

# DIAGNOSTIC DIFFÉRENTIEL

DE

# L'Appendicite et la Cholécystite

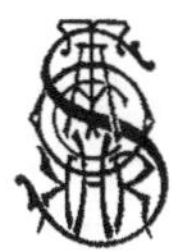

A. STORCK & Cie, IMPRIMEURS-ÉDITEURS
— LYON —
PARIS, 16, rue de Condé, près l'Odéon
—
1902

Dr Achille DREYFUSS

# CONTRIBUTION A L'ÉTUDE DU DIAGNOSTIC DIFFÉRENTIEL DE L'Appendicite et la Cholécystite

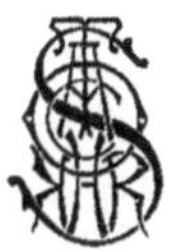

A. STORCK & Cie, IMPRIMEURS-ÉDITEURS
— LYON —
PARIS, 16, rue de Condé, près l'Odéon

1902

*A MES PARENTS*

*A MON PRÉSIDENT DE THÈSE*

*M. le Professeur* POLLOSSON

Professeur de médecine opératoire
Chirurgien-Major de l'Hôtel-Dieu

*A M. le Professeur agrégé* TIXIER

Chirurgien des hôpitaux

# APPENDICITE ET CHOLÉCYSTITE

## DIAGNOSTIC DIFFÉRENTIEL

## INTRODUCTION

Les symptômes de l'appendicite ont été décrits avec une telle netteté et une telle richesse de détails que, dans la grande majorité des cas, le diagnostic en est facile. Et pourtant, bien des lésions abdominales, la cholécystite en particulier, dont le point de départ paraît si éloigné, revêtent dans leurs différentes formes les symptômes de cette maladie. En présence d'une douleur localisée dans la fosse iliaque droite, cette région qui, de nos jours, est devenue la « région appendiculaire », le chirurgien, hypnotisé pour ainsi dire par l'appendice, est trop enclin à rapporter immédiatement la lésion à cet organe.

La cholécystite peut en effet revêtir le masque l'appendicite au point de prêter à la confusion.

D'autre part, l'appendicite, loin de rester toujours cantonnée dans « sa région », peut présenter une localisation spéciale et simuler la symptomatologie de la cholécystite.

Le plan de notre étude se trouve ainsi tout tracé.

Dans le premier chapitre, nous étudierons la situation respective de l'appendice vermiculaire et de la vésicule biliaire ; les anomalies de position de ces organes expliquent en partie l'analogie que présentent les manifestations cliniques de leurs affections.

Le deuxième chapitre sera consacré à l'étude des variétés d'appendicite à localisation sous-hépatique qui peuvent simuler la cholécystite.

Dans le troisième, nous passerons en revue les symptômes de la cholécystite « basse », à forme appendiculaire.

Dans le dernier chapitre, nous envisagerons l'importance du diagnostic au point de vue de l'intervention.

C'est l'observation que M. le professeur agrégé Tixier a bien voulu nous communiquer qui a été le point de départ de ce travail. Nous sommes heureux de lui apporter ici l'hommage de notre profonde gratitude pour les conseils éclairés qu'il nous a prodigués, et pour la bienveillance qu'il nous a toujours témoignée.

Qu'il nous soit aussi permis de remercier M. le professeur Maurice Pollosson du grand honneur qu'il nous fait en acceptant la présidence de notre thèse.

A tous ceux enfin de nos maîtres qui nous ont porté quelque intérêt au cours de nos études, nous adressons ici l'hommage de notre plus profonde reconnaissance.

## CHAPITRE PREMIER

### Anatomie de l'appendice et de la vésicule biliaire. Situation. Rapports

La situation de l'appendice est commandée par la situation du cœcum sur lequel il s'insère : or le cœcum est situé dans la fosse iliaque droite, qu'il remplit presque entièrement. La vésicule biliaire prend le plus souvent contact avec la paroi abdominale au niveau de l'extrémité antérieure du dixième cartilage costal droit. Appendice et vésicule biliaire, voilà donc deux organes bien éloignés l'un de l'autre, occupant respectivement dans l'abdomen une situation définie : nous les avons trouvés séparés en moyenne, chez l'adulte, par une distance de 10 à 12 centimètres.

Comment expliquer dès lors l'analogie qui peut exister entre les symptômes de leurs affections ? C'est que le siège de ces organes est lui-même bien inconstant.

L'étude du développement ontogénique nous montre qu'ils présentent chez l'embryon et même dans les premières années de la vie des rapports intimes. Avant la naissance, la face inférieure du foie, par suite du volume considérable de ce viscère, contracte des relations étendues avec tout le gros intestin, et peut entrer en contact tout particulièrement avec le cœcum. Plus tard, le foie subit un ralentissement de croissance et finit par se cacher derrière les fausses côtes. Le cœcum, qui primitivement occupait la partie supérieure de la cavité abdominale, à gauche de la ligne médiane, commence sa migration : il se porte à droite, sous le foie, devant le rein droit. Il accomplit alors son mouvement de descente et ne s'arrête que quelques années après la naissance, en un point plus ou moins élevé du bassin. La situation sous-hépatique devient ainsi le premier pas dans sa course. S'il s'arrête en route, si même à ce moment il contracte avec les organes voisins des adhérences qui le maintiennent en place, cette position deviendra définitive. Aussi la situation élevée du cœcum est-elle à peu près la règle chez l'enfant, moins fréquente chez l'adulte.

*Cœcum et appendice vermiculaire.* — Legueu, sur 100 cadavres d'enfants, a trouvé le cœcum 25 fois « en position haute et profondément sous le foie, à droite de la vésicule biliaire, 6 fois franchement prérénal et sans aucun rapport avec la fosse iliaque ». D'après Vallée (th. Paris, 1901), 72 fois sur 100, le cœcum serait en totalité au-dessus du plan passant par les épines iliaques antérieures et supérieures ; parfois l'appendice lui-même est en position ascendante, « parcourt la face inférieure du foie d'arrière en avant et se termine sur le col de la vésicule biliaire ».

Mais cette situation n'est pas exceptionnelle chez l'adulte. Le voisinage immédiat de la vésicule et de l'appendice est intéressant à constater dans les observations de Lockwood, de Bennett, de Reybaud. Les auteurs insistent sur l'importance chirurgicale d'un appendice ainsi placé : « Situé au voisinage du foie, devenant l'origine

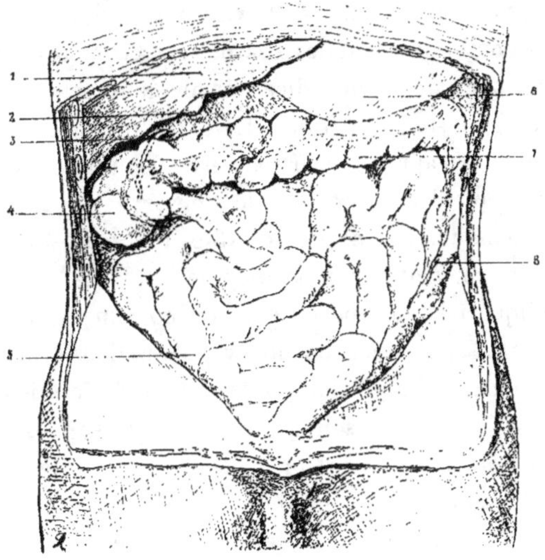


1. Foie.
2. Vésicule biliaire.
3. Appendice vermiforme ascendant, rétro-cœcal (en pointillé) : l'extrémité déborde le cœcum en haut.
4. Cœcum en situation sous-hépatique.
5. Fosse iliaque droite remplie par les anses d'intestin grêle.
6. Estomac.
7. Côlon transverse se continuant directement avec le cœcum.
8. Côlon descendant.

des phénomènes douloureux, il eût été difficile de reconnaître le point de départ de ces douleurs : appendice ou vésicule biliaire. » (P. Delbet.) Nous avons observé, avec M. le professeur agrégé Tixier, chef des travaux de médecine opératoire, chez un sujet d'une quarantaine d'années, un cœcum se continuant directement avec le côlon transverse ; l'appendice, rétro-cœcal, presque rectiligne, s'étendait verticalement jusqu'au niveau du bord inférieur du foie, à droite de la vésicule (v. fig.).

Plus nombreux sont les cas où le cœcum restant en position normale, l'appendice vermiculaire seul se porte vers la région sous-hépatique. La situation rétro-cœcale, si fréquente d'après Fergusson, est-elle autre chose que la situation « haute » ? Or elle s'observe suivant Lafforgue, dans une proportion de 13 p. 100, c'est-à-dire un peu moins souvent que la position descendante.

Appliqué à la face postérieure du cœcum et du côlon ascendant, l'appendice remonte vers la région rénale. Un pas de plus, et il arrive au contact du bord inférieur du foie. Et il n'est pas besoin pour cela de lui supposer une longueur démesurée, car il perd dans ce cas toute flexuosité et devient presque rectiligne.

Sappey l'a trouvé « remontant jusqu'au bord tranchant du foie et entrant en contact par son extrémité avec la vésicule biliaire » (*Traité d'Anat. descr.*). Trèves et Lafforgue ont signalé à maintes reprises l'existence de brides fibreuses assurant encore ce contact.

L'appendice, en effet, contracte souvent, lors de sa migration, des adhérences avec les différents viscères.

*Vésicule biliaire.* — Les rapports de la vésicule biliaire avec la paroi abdominale présentent également des variations individuelles assez nombreuses. Le point de repère pratique, indiqué par les auteurs, est l'intersection du bord externe du muscle droit avec le bord costal. Mais de même que l'appendice subit les variations de position du cœcum, de même la vésicule, fixée solidement à la face antérieure du foie par son revêtement péritonéal, participe aux divers changements de situation de ce viscère : modifications physiologiques, abaissement total par suite d'états pathologiques variés. Mentionnons particulièrement la déformation due au corset, étant donné la fréquence de la cholécystite chez la femme.

D'autre part, la mobilité et l'indépendance que lui crée parfois une disposition spéciale du péritoine, la distension par la bile, permettent parfois à la vésicule de s'abaisser dans la cavité abdominale, indépendamment de tout déplacement du foie lui-même. M. le professeur agrégé Siraud, sur 50 sujets de foie normal, a observé 2 fois cet abaissement extrême de la vésicule, qui « flottait librement dans la fosse iliaque droite ». Le fond de l'organe, qui généralement déborde le bord tranchant de 1 centimètre environ, s'allonge parfois considérablement et peut dépasser de 6 centimètres et plus cette limite normale. Raynal a également trouvé la vésicule à 4 centimètres seulement du cœcum et de l'appendice (th. Toulouse, 1894).

L'anatomie nous montre ainsi les rapports intimes de ces organes, empiétant tour à tour sur la région voisine Nous verrons dans nos observations ces conditions mieux réalisées encore à l'état pathologique.

## CHAPITRE II

### Appendicite prise pour cholécystite.

---

Il faudrait donc méconnaître, comme le dit Poirier, l'extrême variabilité du siège de l'appendice pour chercher, comme on l'a fait, un point précis de la paroi abdominale auquel répondrait toujours cet organe. La zone douloureuse circonscrite, le point de Mac Burney, peut en effet exister, si l'apppendice est dans la fosse iliaque, et elle existe en effet dans la grande majorité des cas. Mais qu'il ait une situation plus élevée que normalement, il faudra chercher plus haut également le point sensible.

Et quant à vouloir fixer d'avance, dans une appendicite suppurée, le point précis où devra se trouver la collection purulente, c'est aller au-devant d'une erreur certaine, quand on sait combien la position de l'appendice est inconstante.

Le voisinage de la vésicule biliaire imprime à ces formes d'appendicite à localisation spéciale la plupart des manifestations cliniques de la cholécystite. Qu'il s'agisse du début de l'affection, que l'évolution soit aiguë ou chronique, ou aboutisse enfin à la péritonite généralisée, le diagnostic devient particulièrement difficile dans ces différentes formes.

Nous étudierons donc le diagnostic de la variété sous-hépatique d'appendicite, confondue avec la cholécystite, aux différentes phases de son évolution.

1° *Au début.* — Une infection légère, se limitant à la paroi de l'appendice sans participation de la séreuse péritonéale, se traduit au début par une douleur abdominale diffuse. Cette douleur, d'intensité variable, constante chez les uns, ressentie seulement chez les autres à l'occasion d'une fatigue, d'un refroidissement, peut être parfois localisée : mais le maximum siège à la région épigastrique, plutôt que dans la fosse iliaque, et fréquemment on observe des irradiations rénales ou sous-hépatiques. Les troubles digestifs, la constipation en particulier, sont légers et passent pour ainsi dire inaperçus.

Ce tableau à peine esquissé pourrait prêter à toutes les erreurs possibles si de temps en temps ne survenait une crise aiguë : douleur brusque, localisée à droite, vomissements alimentaires ou bilieux. C'est la véritable colique appendiculaire, analogue à la colique hépatique par ses symptômes et par la répétition des accidents. Talamon attachait sans doute à cette expression une notion pathogénique inexacte, mais nous savons aujourd'hui que la colique hépatique n'est pas toujours due à la migration d'un calcul. La confusion entre ces deux modes de début de la cholécystite et de l'appendicite est si fréquente que nous n'insisterons pas sur ce sujet. Rappelons cependant brièvement les signes classiques qui les différencient habituellement, nous verrons en effet le rôle important que joue dans le diagnostic des deux affections confirmées l'étude des commémoratifs.

La crise de coliques hépatiques a lieu en général deux ou trois heures après le repas « quand la vésicule se contracte pour expulser son contenu dans l'intestin ». La douleur présente d'ordinaire des irradiations et des points fixes différents de celle de l'appendicite : point épigastrique, point scapulaire.

On peut également observer des signes objectifs : augmentation de volume du foie, ictère, coloration acajou de l'urine, qui se présentent rarement dans l'appendicite.

2° *Appendicite chronique.* — Un degré de plus, et l'appendice devenant fibreux commence à réagir sur la séreuse. Sur les symptômes du début, viennent se greffer de légers phénomènes péritonéaux : les vomissements sont fréquents, la douleur est plus vive, mieux localisée, la fièvre se maintient pendant la durée des crises, et on observe souvent un peu de météorisme. Tous ces symptômes sont également ceux de la cholécyste fibreuse; l'erreur serait bien souvent commise si l'on ne s'attachait à déterminer avec attention le point de l'abdomen où se manifeste à la pression le maximum de sensibilité ; la douleur subjective, au début de l'appendicite, est en effet souvent localisée loin de la fosse iliaque, à l'épigastre ou même à l'hypocondre droit.

Il n'est donc pas besoin pour justifier l'erreur de diagnostic de supposer un appendice à type ascendant. Segond a rapporté tout récemment à la Société de chirurgie de Paris (octobre 1902) le cas de cette jeune femme chez laquelle une appendicite chronique, soignée pendant longtemps pour lithiase biliaire, fut suivie brusquement de péritonite généralisée, qu'une intervention rapide ne put parvenir à enrayer assez tôt.

Ces formes chroniques sont fréquemment suivies des accidents les plus graves et le diagnostic exact n'est le plus souvent établi que quand elles ont abouti à la péritonite enkystée ou même généralisée.

La difficulté s'accentue si l'appendice est en position haute. Outre le siège de la douleur, qui est une des grandes causes d'erreur dans le diagnostic, l'ictère produit par le voisinage de la vésicule attire en ce cas l'attention vers les voies biliaires.

## OBSERVATION I

Curschmann (*Société méd. Leipzig*, janv. 1900)

Dans un cas mal interprété, une appendicite avait donné lieu à la formation d'un abcès sous-diaphragmatique. Il s'agissait d'un homme vieux qui, de temps en temps, était pris de fièvre avec frissons et léger ictère. Ces symptômes furent attribués à l'existence de calculs dans la vésicule.

Il y eut ainsi plusieurs accès pris chaque fois pour des coliques hépatiques. Le traitement de la lithiase avait cependant chaque fois amené des améliorations.

Au cours d'un de ces accès, le malade fut pris de péritonite suraiguë qui l'emporta en deux jours.

A l'autopsie, on ne trouve pas de calculs dans la vésicule biliaire, mais on constate que le cæcum et l'appendice se trouvent situés derrière le foie et qu'il existe là une collection péri-appendiculaire.

L'ictère est survenu par suite de la compression des voies biliaires. La dernière crise a été mortelle, parce que la grosse collection rétro-hépatique s'est propagée en dernier lieu à la grande cavité péritonéale.

Parfois les adhérences péritonéales, l'inflammation chronique de l'épiploon épaissi qui suit presque fatalement celle de l'appendice après plusieurs poussées successives, se traduisent par des signes objectifs d'une grande importance ; on sent dans la fosse iliaque tantôt un épaississement marqué du cœcum, tantôt une tumeur résistante, plus ou moins bien limitée, circonscrite dans la région qui a été le point de départ du processus inflammatoire. Mais nous verrons que la réaction est la même autour de la vésicule biliaire enflammée et se manifeste par les mêmes symptômes. Dans le cas où l'appendice et le cœcum tout entier se trouvent placés sous le foie, comme on l'observait dans la figure représentée page 9, tous les phénomènes sont localisés au niveau de la région hépatique, et l'idée de cholécystite se présente tout naturellement. Le cas de Curschmann offre à ce point de vue un intérêt particulier.

### OBSERVATION II

(Curschmann, *Arch. f. klin. Med.*, juin 1894)

C. K..., cinquante-cinq ans, pasteur, robuste et de bonne santé antérieure, vient me consulter deux fois, en 1890 et 1891, pour des crises, qualifiées par son médecin « coliques hépatiques » ; la première crise dura quatorze jours, la seconde dix jours. Début par douleurs violentes au niveau de la région hépatique, éblouissements et vomissements. Dans les deux accès, il y avait eu chaque fois, le premier jour, de l'ictère léger, un frisson et un peu de fièvre : tous ces symptômes permettaient d'accepter le diagnostic de cholélithiase.

A l'examen, un mois après le second accès, on trouve une tuméfaction légère de la paroi et une vive sensibilité à la pression au niveau du bord inférieur du lobe droit du foie. Le foie est un peu gros.

Le malade est envoyé à Carlsbad et en sort au bout de six semaines avec une amélioration notable de ses symptômes objectifs et subjectifs. Nouvel accès en mars 1892, avec subictère, sensibilité extrême au niveau de la vésicule biliaire ; durée : vingt-quatre heures. On donne comme traitement le repos et la diète lactée.

Le 4 septembre 1892, je suis appelé en toute hâte à la campagne : le malade, après une longue marche, a éprouvé brusquement des frissons, des vomissements, des douleurs très vives dans la région sous-hépatique. On constate du tympanisme localisé à la partie supérieure de l'abdomen et à la palpation le maximum de la sensibilité est situé au niveau de la vésicule. Le pouls est petit, les traits sont tirés. Le 9 septembre, mort avec les symptômes de péritonite généralisée.

A l'autopsie, on constate tout d'abord des signes de péritonite généralisée : adhérences nombreuses et épaisses des anses intestinales, liquide purulent sortant à flot à l'ouverture de la cavité péritonéale, en même temps que des gaz putrides.

Le côlon transverse et le côlon descendant occupent leur situation normale. Le côlon ascendant, d'une longueur de 3 centimètres à peine, se continue avec le cœcum. Celui-ci se perd derrière le lobe droit du foie, qui lui adhère de tous côtés ainsi que la partie avoisinante du côlon transverse. En soulevant le bord inférieur du foie, on trouve une cavité remplie de pus fétide et située entre la face inférieure du lobe droit du foie et la paroi abdominale postérieure. Au fond de cette cavité se trouve le cœcum et en avant l'appendice vermiculaire englobé dans des adhérences épaisses. L'extrémité de l'appendice est noirâtre, présente une perforation ; elle est gangrenée sur une étendue de 2 centimètres.

Entre la face antérieure du lobe droit et la paroi abdominale, se trouve une seconde collection enkystée, de date plus récente qui semble être en rapport avec la première. Le foie est normal, la vésicule biliaire ne renferme pas de calculs.

3° *L'appendicite aiguë suppurée*, est la forme la plus sujette à erreur. N'est-ce pas d'ailleurs la plus commune?

Nous ne dirons qu'un mot des symptômes bien connus de cette forme d'appendicite ; douleur brusque, plus ou moins irradiée, ayant son siège maximum au point de Mac Burney ; contracture à ce niveau du muscle sous-jacent et hyperesthésie cutanée de la région correspondante ; existence d'une tumeur ou tout au moins d'un certain degré d'empâtement dans la fosse iliaque droite, tels sont les signes classiques.

Si la douleur est localisée en un point plus élevé, si la tumeur est éloignée de son siège habituel ou même absente, le diagnostic devient d'une difficulté extrême.

Les accidents péritonéaux qui accompagnent ces symptômes sont analogues à ceux qui ont pour point de départ la vésicule biliaire et ne sauraient en aucune façon venir en aide au diagnostic. Vomissements, sensibilité à la pression, tympanisme, état de la température et du pouls, facies spécial, tous ces phénomènes ont une cause commune, l'irritation de la séreuse par les agents pathogènes Ils doivent même présenter une identité d'autant plus marquée que dans les deux cas, infection biliaire ou appendiculaire, il s'agit presque toujours du même micro-organisme, le coli-bacille.

L'élément capital du diagnostic reste ainsi la localisation de la douleur et celle de la tuméfaction plus ou moins limitée, plus ou moins submate à la percussion, qu'on appelle le gâteau, expression clinique d'une collection purulente. Ou bien cet abcès appendiculaire siégera au niveau même de l'appendice et du cœcum, et si l'un de ces organes touche à la région sous-hépatique, il s'accompagnera d'accidents à ce niveau ; ou bien, l'appendice étant en position normale, son inflammation peut provoquer des manifestations à distance jusqu'au voisinage des voies biliaires. Dans les deux cas, la confusion sera possible avec la cholécystite.

## OBSERVATION III

W. Keen. — *Philadelphia med. Soc.*, 1891 (cité par Talamon).

Une jeune femme de trente ans est prise brusquement d'une violente douleur au-dessous du rebord costal droit. Le lendemain ou le surlendemain, un de ses enfants la heurte accidentellement dans cette même région en produisant une vive souffrance. Cinq jours après, les douleurs deviennent extrêmement vives, et la malade tombe dans un tel état de collapsus que son médecin crut qu'elle allait mourir.

Température 36°. Une stimulation énergique la ranima, mais la douleur persista aussi intense. Une nouvelle crise de collapsus se produisit le huitième jour, avec refroidissement des extrémités ; c'est alors que le Dr Keen fut appelé en consultation.

La cuisse était fléchie, le côté droit de l'abdomen extrêmement sensible, avec tension extrême des muscles ; le plus léger attouchement produisait une vive douleur. Du côté gauche, une pression modérée était bien supportée. La douleur siégeait exactement au-dessous du bord inférieur du foie, diminuant progressivement vers la fosse iliaque. Rien du côté de l'utérus et des annexes. On décida une laparotomie exploratrice pour le lendemain, le diagnostic hésitant entre une appendicite et une affection indéterminée du foie ou de la vésicule biliaire.

A l'ouverture de l'abdomen, on vit le bord gauche du foie adhérant au côlon par des adhérences récentes et le péritoine pariétal fortement injecté à ce niveau.

La vésicule biliaire était normale. On ne put y découvrir aucune trace d'inflammation. La région iliaque droite et le cœcum ne présentaient aucune lésion, mais l'appendice ne put être trouvé. Il y avait une grande accumulation de sérosité dans le flanc droit. L'abdomen fut lavé à l'eau chaude et refermé sans qu'on eût pu découvrir la cause des accidents. La malade mourut quatre jours après l'opération.

L'autopsie montra une appendicite perforante. L'appendice, long de trois pouces, remontait directement en arrière du cœcum et du côlon, appliqué contre les parois du gros intestin, entre les deux lames du méso-côlon. Son extrémité était perforée et communiquait avec un petit abcès contenant à peine une cuillerée de pus mélangé de quelques matières fécales.

## OBSERVATION IV

Kennedy. — *New-York med. Journal*, 1902.

K..., âgé de vingt-quatre ans, a présenté plusieurs accès pris pour coliques hépatiques, qui duraient un jour ou deux, puis disparaissaient.

Quand je le vis, il souffrait de douleurs violentes dans l'abdomen, à peine calmées par des injections sous-cutanées de morphine à haute dose. La température oscillait depuis le commencement de la crise entre 38°3 et 39°.

Vomissements bilieux très fréquents ; pas d'ictère. L'expression de la face traduisait une grande souffrance.

A l'examen, on observe un ballonnement général de l'abdomen, une douleur très vive à la pression. Cette douleur est spécialement localisée vers le bord inférieur du lobe droit du foie. On note en ce point une tuméfaction bien limitée. On trouve également un point très douloureux un peu au-dessus de l'épine iliaque antérieure et supérieure. On se base sur les antécédents antérieurs de lithiase pour porter le diagnostic probable de collection développée autour de la vésicule biliaire.

Opération deux jours après le début de l'accès.

On repère les lignes d'incision classique des interventions pratiquées sur l'appendice et la vésicule, et on fait l'incision à égale distance entre ces deux points, de façon à pouvoir ainsi prolonger l'incision en haut ou en bas suivant le cas. A l'ouverture de la cavité péritonéale, jaillit un flot de pus, et le doigt introduit dans la direction de la vésicule biliaire ne permet d'observer rien de particulier qu'une vaste collection purulente. On agrandit alors l'incision des deux côtés, on met à nu la vésicule qui est saine. On va alors à la recherche de l'appendice. Celui-ci est altéré, présente une perforation à sa base et dans sa cavité une grosse concrétion. On sectionne l'appendice à sa base. La cavité pelvienne est également remplie de pus.

Lavage de la cavité péritonéale avec la solution salée normale, drainage à la fois dans la région du flanc et dans la région pelvienne, par des tubes de caoutchouc et des mèches de gaze iodoformée. Guérison.

Cette dernière observation est d'autant plns remarquable que l'auteur américain a pu observer dans un cas que nous rapportons plus loin, l'erreur inverse (cholécystite prise pour appendicite, obs. XVIII).

Les abcès à distance, bien décrits par Piard, occupent de préférence « cette partie de l'étage supérieur de l'abdomen, comprise entre le lobe droit du foie et le rein, à droite de l'hiatus de Winslow, au-dessus de l'angle hépatique du côlon et de l'extrémité droite de la racine du mésocôlon transverse. »

C'est là également le siège du phlegmon biliaire, de la péricholécystite suppurée. La compression ou le refoulement du pédicule hépatique peut dans ces variétés d'abcès provoquer parfois de l'ictère, et rend ainsi l'erreur de diagnostic presque inévitable. Il est vrai que cet ictère sera moins foncé que celui de la cholécystite.

D'ailleurs l'appendicite présente des signes particuliers qui le plus souvent permettent d'éviter la confusion. Rappelons que la cholécystite ne se montre en général qu'à un âge avancé, et particulièrement chez la femme.

L'étude des commémoratifs apprendra si le malade a eu des crises de coliques hépatiques ou des accès appendiculaires. Souvent en effet le siège de la douleur était localisé primitivement dans la fosse iliaque droite, quelle que soit la situation de l'appendice, ce qui s'expliquerait d'après Jalaguier par la localisation constante des ganglions et des lymphatiques de la région.

La netteté des crises appendiculaires antérieures, l'âge du malade, ont ainsi permis à Glantenay de faire chez un garçon de onze ans le diagnostic exact d'abcès appendidiculaire svec appendice haut situé. Il s'agissait précisémens d'une « appendicite sous hépatique par arrêt de migration du cœcum. » L'intervention fut suivie d'une guérison parfaite.

Nous ne parlerons que pour mémoire des cas exceptionnels où l'on peut observer la *coexistence des deux affections*. L'appendice vermiculaire et la vésicule biliaire sont échelonnés tous deux sur le trajet du tube digestif et en continuité l'un directement avec le cœcum, l'autre par un trajet plus long et plus étroit avec le duodénum.

On conçoit parfaitement que les germes pathogènes, prenant dans certaines conditions une virulence extrême, puissent produire une infection à la fois appendiculaire et biliaire. Dans ces cas complexes, tantôt l'une ou l'autre des deux affections passera inaperçue (obs. V) ; tantôt l'appendicite sera reconnue à ses caractères classiques, et l'on croira à un foyer purulent distinct du premier, à siège périvésiculaire, mais sous la dépendance de l'inflammation de l'appendice.

### OBSERVATION V

LAPLACE (Philadelphie) *Americ. Assoc.* — *The J. of the.* octobre 1901

Un jeune italien, cultivateur, âgé de vingt cinq ans, en convalescence de fièvre typhoïde, a éprouvé brusquement des douleurs sourdes au niveau de la région sous-hépatique droite, avec ictère, mais sans élévation de température. Il avait souvent entendu parler d'appendicite et se croyait atteint de cette affection. Les symptômes étaient nettement limités à la région de la vésicule biliaire. Dans la fosse iliaque droite, il y a un empâtement diffus.

Constipation. Etant donnée la persistance des douleurs et de l'ictère, on pense à une cholécystite calculeuse. On fait une incision exploratrice au niveau de la région vésiculaire. On trouve la vésicule tres distendue. Cholécystostomie. Il sort une grande quantité de pus. Comme on avait promis au malade d'explorer la région de l'appendice, on fait une incision exploratrice à ce niveau : à la surprise générale, on trouve ainsi le siège réel de l'affection. L'appendice était gangrené, baignait dans un liquide purulent, et certainement la péritonite eût été fatale sans l'intervention. On enlève l'appendice, on draine la région. Cholécystite et appendicite furent ainsi guéries du même coup.

Le malade présentait dans ses antécédents une fièvre typhoïde et une grippe. Il pourrait donc y avoir un rapport intime dans l'étiologie des deux affections.

4° *Appendicite avec péritonite aiguë généralisée.* — L'invasion du péritoine peut survenir dans le cours d'une péri-appendicite à abcès primitivement circonscrit, ou au contraire survenir d'emblée. On se trouve alors en présence des symptômes bien connus de la péritonite. L'évolution antérieure de la maladie permettra en général facilement, dans le premier cas, d'y reconnaître une complication appendiculaire.

Mais s'il s'agit d'une péritonite survenue d'emblée, il est difficile et souvent même impossible d'en établir nettement le point d'origine. L'empâtement de la fosse iliaque droite fait presque toujours défaut dans ces cas ; le siège primitif de la douleur, le point maximum de la sensibilité à la pression sont les symptômes les plus utiles au diagnostic. Enfin l'interrogatoire et les commémoratifs serviront à établir l'existence antérieure de coliques hépatiques ou de crises antérieures d'appendicite.

La péritonite généralisée est d'ailleurs une complication fréquente dans l'appendicite, beaucoup plus rare dans la cholécystite. Fort de ces statistiques, le chirurgien dirige toujours son attention de préférence vers l'appendicite, à juste titre, dans la plupart des cas. Encore ne doit-il pas pour cela négliger l'examen des voies biliaires. Ce n'est qu'en ayant toujours présente à l'esprit l'existence de ces affections qu'il pourra espérer éviter une erreur.

---

## CHAPITRE III

### Cholécystite prise pour appendicite.

---

Identique dans ses lésions, dans sa réaction sur la séreuse péritonéale, la cholécystite peut présenter les mêmes manifestations cliniques que l'appendicite. Elle peut revêtir, suivant les cas, la forme chronique ou aiguë; elle peut également se compliquer de péritonite généralisée ; nous suivrons donc dans cette étude le même plan que dans le chapitre précédent, procédant toujours des formes les plus simples aux plus compliquées. C'est à Adenot que revient l'honneur d'avoir établi cette variété spéciale de « cholécystite à forme appendiculaire », dont nous rapporterons plusieurs observations nouvelles ; dans la communication qu'il a faite à la Société de médecine de Lyon, il en a réuni un certain nombre de cas et a voulu les expliquer par une situation spéciale, normale ou pathologique, de la vésicule biliaire. Nous reprendrons cette étude, en n'envisageant que le point de vue clinique, laissant à d'autres plus autorisés la tâche délicate d'en établir la pathogénie.

1° Le *début* de la cholécystite se manifeste le plus souvent, comme nous l'avons vu, par le syndrome des coliques hépatiques. et nous ne reviendrons pas sur la question du diagnostic à cette période. Dans la cholécystite non calculeuse, et en particulier celle qui se développe au cours de la fièvre typhoïde, le début est plus insidieux et les symptômes sont souvent masqués par ceux de la maladie primitive ; mais il n'est pas rare d'observer également dans ce cas, comme le fait observer Longuet, de violentes douleurs sous formes d'accès, constituant de véritables crises de coliques hépatiques.

2° *Cholécystite chronique.* — Il est vrai qu'il s'agit alors d'une « poussée » de péritonite vésiculaire adhésive, analogue à celle de l'appendicite. C'est la « cholécystite à répétition ». La forme scléreuse, si fréquente dans la lithiase, se traduit par la rétraction de la cavité vésiculaire, par une atrophie qui parfois permet à peine la palpation à travers la paroi abdominale. Dans ce cas, la cholécystite passerait souvent inaperçue, si elle ne se révélait par des douleurs parfois très vives. Les troubles digestifs ne présentent de particulier que leur périodicité régulière ; les phénomènes douloureux, qui déjà par leurs caractères rappellent ceux d'une lésion de l'appendice, peuvent présenter des irradiations tout le long du côlon ascendant et avoir leur retentissement jusque dans la fosse iliaque droite. Dans un cas rapporté par Vergriete, « un chirurgien allait opérer son malade pour appendicite, quand M. Potain, qui avait été appelé en consultation, soupçonnant quelque forme anormale de colique hépatique, engagea son confrère à faire l'incision sur la ligne médiane : il le fit et l'on trouva en effet des calculs dans les voies biliaires et l'appendice resté sain ». Jeaunel, de Toulouse, rapporte également le cas d'une femme de vingt-neuf ans qui présenta au début d'une cholécystite chronique les symptômes douloureux d'une appendicite; il put ensuite établir rapidement le diagnostic par suite de la présence de la tumeur vésiculaire, du volume d'un œuf, qui devint accessible à la palpation après la disparition du météorisme.

Mais à côté de ces formes atrophiques, où la vésicule ratatinée est à peine perceptible, on peut observer au cours de la lithiase une dilatation considérable du cholécyste, dont les parois amincies se distendent, et dont le pédicule s'allonge considérablement. La vésicule descendant par son propre poids arrive alors à se rapprocher de la région appendiculaire et détermine à ce niveau des symptômes de péritonite localisée.

La confusion avec l'appendicite s'explique d'autant mieux, que dans ce cas l'ictère chronique, le signe d'occlusion des voies biliaires principales, manque presque toujours : la loi de Terrier reste vraie dans la plupart des cas. L'ictère est d'ailleurs loin d'être la règle quelle que soit la variété de cholécystite et traduit le plus souvent une lésion surajoutée.

Son absence permet même parfois de diagnostiquer une lithiase exclusivement cantonnée à la vésicule. L'apparition de l'ictère, dit Dufourt, est un véritable soulagement pour l'esprit du médecin qui vient d'assister à un accès douloureux abdominal dont le siège est souvent mal précisé par suite, soit de l'intensité de la douleur, soit de sa diffusion. L'attention sera ainsi attirée du côté du foie et des voies biliaires, et la présence de la coloration cutanée, quelquefois même le simple examen des urines tranchera le diagnostic. C'est pourquoi la plupart de nos observations mentionnent l'absence d'ictère.

Les poussées intermittentes de la cholécystite font penser à une appendicite à répétition ; le maximum de sensibilité à la pression se trouvant en général au sommet de la vésicule distendue, se rapproche du point de Mac Burney.

## OBSERVATION VI

Guinard. — *Traité de chir. Le Dentu*, t. VII.

Une de nos malades souffrait de temps en temps de violentes douleurs dans le flanc droit. Elle portait sur la peau de la région iliaque de ce côté une cicatrice due à l'ouverture d'un abcès profond « traité il y a trente ans par Michon avec la pâte de Vienne ». Je pensai à des crises d'appendicite à rechutes survenant chez une femme soignée autrefois par les caustiques et qui gardait son appendice malade englobé dans des adhérences anciennes. Rendu vit la malade, fit le même diagnostic, et conseilla comme moi une intervention à froid dans l'intervalle de deux crises. La laparotomie me mena sur un appendice absolument sain, et en agrandissant mon incision par en haut, je tombai sur une vésicule énorme contenant un liquide muqueux louche et deux énormes calculs. Je fis une cholécystostomie et la malade guérit sans accidents.

## OBSERVATION VII

Reynès. — *XIII^e Congrès internat. méd.*, 1900.

Une dame de soixante ans, ayant eu autrefois quelques accès de fièvre intermittente et quelques accidents de coliques hépatiques anciennes, qui s'accompagnèrent une fois d'ictère léger et de pigments dans les urines, était prise depuis quelques jours de très vives douleurs abdominales: ces douleurs partaient toujours et très nettement de la fosse iliaque droite, où elles débutaient brusquement, puis s'irradiaient tout autour. La palpation abdominale était très douloureuse ; dans la fosse iliaque droite, s'étendant en haut vers le foie, mais séparée de l'organe par une bande sonore, on sentait une masse inégale, bosselée, de consistance dure ou molle suivant les endroits et dépassant un peu à gauche la ligne médiane. Le point de Mac Burney était très net, la percussion sonore.

Reynès fait avec le professeur Villeneuve, et tout en faisant quelques réserves sur les accidents antérieurs d'hépatisme, le diagnostic suivant : ancienne appendicite à rechutes, laissant à chaque poussée un nouveau résidu d'exsudat et d'infiltrat inflammatoire, avec péritonite circonscrite par des blocs et des adhérences fibro-plastiques.

Opération, 8 août 1898 (résumé). Incision de Roux. Pas de lésion cœco-appendiculaire. On trouve une vésicule distendue avec péricholécystite chronique ; on prolonge l'incision en haut jusqu'à la hauteur du foie. Les adhérences sont tellement nombreuses qu'on est obligé d'aborder la vésicule à travers la face convexe du foie (cholécystostomie transhépatique). On retire de nombreux calculs. Mort un mois après par intoxication hépato-biliaire.

Voilà comment, ajoute Reynès, la cholécystite, en formant autour d'elle des foyers inflammatoires, des infiltrats, des indurations, peut revêtir un polymorphisme trompeur et en particulier être confondue avec une appendicite. Il s'agit dans tous ces cas de poussées aiguës survenant au cours d'une cholécystite chronique, nous reviendrons sur le diagnostic dans le paragraphe suivant. Rappelons à ce sujet la pittoresque observation de Roux, qui constate une distension extrême de la vésicule biliaire, noyée au milieu des anses intestinales, alors que *l'appendice était dans la fosse iliaque gauche*.

## OBSERVATION VIII

Roux, de Lausanne. — *Congrès chir.*, Paris 1899.

Il s'agissait d'une vésicule biliaire bondée de calculs, très allongée en un boudin turgide et bien connue du médecin, qui constata en outre, à deux reprises, au cours d'un accès de péritonite locale, un exsudat palpable et assez circonscrit au beau milieu de la fosse iliaque, avec une zone de sonorité très nette d'un bon travers de main entre cet exsudat et la matité du foie. C'était l'extrémité de la vésicule biliaire qui pointait vers la paroi abdominale, par-dessous une collection d'anses de l'intestin grêle. Entre les crises, lorsqu'on relevait le bord du foie pour palper la vésicule, on la sentait nettement et on pouvait percuter sa matité en continuité avec celle de cet organe, si bien que la largeur de la sonorité observée dans les accès forçait à penser à une appendicite surajoutée.

Or cette femme avait son appendice, aussi bien que le cœcum dans la fosse iliaque gauche : elle avait oublié de faire la torsion embryonnaire du gros intestin et n'avait pas de côlon transverse, si bien que je pus lui dévider l'intestin grêle du pylore au cœcum sans rencontrer le méso-côlon, exactement comme chez le chien. Tout le gros intestin était dans la fosse iliaque gauche et la longue vésicule biliaire était noyée dans les anses mobiles de l'intestin grêle.

Je renvoyai cette malade en lui exprimant mon vif regret de n'avoir pu faire son autopsie complète.

Si la vésicule ainsi distendue arrive dans la région iliaque, les poussées de péritonite peuvent la fixer dans cette nouvelle situation.

Dans le cas de Terrier, tous les phénomènes locaux et généraux plaidaient en faveur d'une lésion appendiculaire.

## OBSERVATION IX (résumée)

TERRIER et CAZALIS. — *Gaz. hebd. méd. et chir.*, 1895.

Sœur Sainte-Anne, trentre-cinq ans, religieuse ; il y a sept ans eut un ictère, mais sous l'influence d'une grande frayeur, et sans douleur pouvant ressembler à des coliques hépatiques. Depuis, elle se plaignait parfois de dyspnée et de battements de cœur. Le 7 janvier 1894, elle fut prise de fièvre, de vomissements bilieux, de douleurs abdominales très vives, ayant leur centre dans la fosse iliaque droite. On constata alors en ce point une tumeur fortement douloureuse occupant la place du cæcum, et on conclut à une typhlite avec menaces de pérityphlite. Les phénomènes aigus durèrent une semaine en diminuant peu à peu d'intensité, puis disparurent. Mais la tumeur persista, très nette au niveau du cæcum, allant en s'atténuant peu à peu à mesure qu'on remontait le long du côlon ; la constipation s'établit, l'haleine devint fétide, l'appétit médiocre.

Le professeur Terrier, qui fut appelé à l'examiner le 30 mars, fit le même diagnostic et conseilla l'intervention. Un mois après la tumeur semblait avoir diminué de moitié, n'étant plus perçue nettement qu'à la partie inférieure, partie qui semblait correspondre au cæcum. De plus, sur cette tumeur se sentait une induration très accusée, oblique en bas et en dedans, offrant la forme d'un petit cordon dur, et qui semblait etre l'appendice augmenté de volume. Le diagnostic de typhlite tuberculeuse fut écarté en tenant compte de l'état général et de la diminution considérable de la tumeur locale qu'on suppose d'origine inflammatoire, c'est-à-dire appendicite avec retentissement du côté de l'épiploon.

Opération le 1er juin, par Terrier et Hartmann. Incision parallèle au bord externe du grand droit, descendant jusqu'à 4 centimètres de l'arcade crurale. Vésicule distendue, comme étirée, au point d'arriver jusqu'au *voisinage de l'arcade crurale*, avec de très fortes adhérences à des anses d'intestin grêle et à la paroi abdominale au niveau de la fosse iliaque droite. On prolonge l'incision en haut jusqu'au foie. Cholécystostomie : on trouve, dans la vésicule épaissie, de gros calculs. Guérison.

3° *Cholécystite aiguë suppurée.* — C'est de toutes les formes de cholécystite celle qui revêt le plus souvent le masque de l'appendicite.

Aux phénomènes péritonéaux dont nous avons parlé, viennent se joindre des symptômes objectifs d'une grande importance : les caractères de la tumeur vésiculaire. La distension de la vésicule dans le cas d'empyème s'observe au même titre que dans la forme chronique, et il n'est pas rare, surtout dans les formes non calculeuses, de la voir arriver jusque dans la fosse iliaque. Si elle s'accompagne d'ictère, l'erreur de diagnostic sera facilement évitée ; mais comme nous l'avons vu, l'ictère n'est qu'un symptôme surajouté et relativement rare.

C'est donc l'examen des symptômes locaux, et particulièrement de ceux que fournit la tumeur biliaire, que nous étudierons d'abord pour le diagnostic différentiel. Tumeur arrondie, régulière, pyriforme, plus ou moins douloureuse à la palpation, « tantôt facile à circonscrire quand il n'y a pas de défense de la paroi, parfois à limites confuses quand il existe de la péricholécystite ». Tous ces symptômes sont d'une grande importance, si le siège de la tuméfaction est nettement vésiculaire ou ne dépasse pas la région du flanc. Mais transportons-la dans la fosse iliaque droite, en est-il un seul qui puisse permettre le diagnostic avec l'appendicite.

## OBSERVATION X

Due à l'obligeance de M. le professeur agrégé Tixier.

Mme G..., cinquante-quatre ans, sans profession, à Vienne (Isère). Pas d'antécédents héréditaires, personnellement excellente santé, femme vigoureuse, mariée, mère de plusieurs enfants en excellente santé.

Depuis quinze ans au moins, crises à répétition consistant en douleurs brusques dans l'hypocondre droit à la partie inférieure, s'irradiant dans la fosse iliaque, vomissements, absence de gaz et de selles, température pendant quelques jours. Pas de douleur dans le bras droit. Jamais d'ictère, jamais la moindre coloration jaunâtre des téguments, jamais de décoloration des selles. La malade fut examinée à différentes reprises pendant ses crises par plusieurs médecins. Ceux-ci n'ont jamais pu croire à des coliques hépatiques, et, à cause des douleurs dans la fosse iliaque droite, de la constipation opiniâtre, ils penchaient vers une appendicite à répétition.

A cause de l'embonpoint exagéré de la malade, la palpation ne décèle rien du côté du foie. Jamais on n'a senti la vésicule, ni d'empâtement manifeste du côté de la fosse iliaque.

Dans les premiers jours du mois d'août 1901, la malade est prise à nouveau de crise aiguë : douleur, vomissements, absence de gaz et de selles. T. 39° 5, météorisme.

Un docteur consulté, après avoir fait le diagnostic de coliques hépatiques, revient sur sa première idée quand il constate, au bout de quatre ou cinq jours, une tuméfaction considérable dans le flanc droit, dont le maximum correspond au point de Mac Burney. Il admet une appendicite et fait appeler le Dr Tixier, le 8 août, pour opérer.

Intervention : incision de Roux remontant un peu haut le long du cœcum. On ne trouve d'abord qu'une masse d'épiploon très épaissie, cachant le cœcum. L'épiploon présente des adhérences avec le revêtement péritonéal de la crête iliaque.

En libérant ces adhérences, on se trouve en présence d'une

tumeur lisse, unie, du volume d'une petite aubergine, que l'on reconnaît bientôt pour être la vésicule biliaire. Celle-ci, très adhérente à l'épiploon, est complètement décollée par son sommet de la fosse iliaque, et on arrive à la faire saillir entre les lèvres de la plaie. Elle est très tendue. Large incision. Ecoulement de pus en grande quantité. On enlève une quarantaine de calculs gros comme des dragées, tassés dans la partie profonde et évasée de la vésicule au niveau du col. Cholécystostomie. Amélioration immédiate, chute de température. Les jours suivants, il sort de petits calculs, pas de bile. A la fin de septembre 1901, la malade ne porte plus qu'une petite fistule laissant écouler du mucus, jamais de bile.

En janvier 1902, la malade vient faire un séjour à l'Hôtel-Dieu pour troubles cardiaques. La fistule laisse écouler une petite quantité de bile, particulièrement la nuit ; M. Tixier, constatant une relation directe entre cet écoulement de bile et la digestion, fait prendre à la malade de petits repas dans la nuit. L'écoulement de la bile est alors rapidement tari, et depuis, les nouvelles de la malade sont bonnes.

Cette observation donne une idée de la difficulté du diagnostic en pareil cas, et pourrait être rapprochée à ce point de vue de celle de Terrier. Dans les deux cas, la vésicule était fixée au péritoine de la crète iliaque par des adhérences épaisses ; d'autre part, l'induration des masses épiploïques masquait la tumeur vésiculaire et donnait lieu à des symptômes pseudo-appendiculaires. La péritonite adhésive circonscrite, l'épiploïte de voisinage, en s'étendant sur une plus ou moins grande étendue le long du côlon ascendant, peuvent souvent donner le change sur le siège primitif de l'inflammation.

Parfois, la tuméfaction se devine à travers la paroi abdominale qu'elle fait bomber en avant, comme dans un cas que nous a communiqué verbalement M. le professeur agrégé Vallas. Le siège des douleurs et de la tuméfaction en imposait nettement pour une appendicite et l'on fut surpris au moment de l'intervention de trouver une intégrité absolue de l'appendice.

### OBSERVATION XI

Due à l'obligeance de M. le professeur agrégé Vallas.

Il s'agit d'une femme d'une soixantaine d'années environ, n'ayant jamais présenté aucun symptôme de lithiase biliaire, qui brusquement est prise de fièvre, de vomissements et de violentes douleurs dans la fosse iliaque droite avec irradiations dans toute la moitié droite de l'abdomen. Constipation depuis plusieurs jours. Jamais d'ictère. Dès l'inspection de la paroi abdominale, on peut constater une tuméfaction allongée de bas en haut au niveau de la région cæcale. Léger tympanisme. La sensibilité à la pression est extrême, son maximum répond non pas exactement au niveau du point de Mac Burney, mais un peu au-dessus. Dans la fosse iliaque, on sent par la palpation une masse allongée, difficile à bien délimiter, non mobilisable.

M. Vallas pense à une appendicite à siège un peu élevé, et décide l'opération immédiate.

Incision sur le grand axe de la tumeur, au niveau du bord externe du grand droit. On se trouve en présence d'une tumeur lisse, allongée ; c'est la vésicule biliaire, très distendue, dont le pédicule est fortement étiré à la partie supérieure et se termine en s'évasant.

Des adhérences péritonéales récentes, peu étendues, fixent la vésicule à la paroi abdominale. Cholécystostomie.

L'incision fait sortir une grande quantité d'un liquide louche, mais non franchement purulent, et quelques calculs. Guérison.

Tout récemment encore, Barnsby a rapporté une observation analogue à la Société de chirurgie de Paris.

### OBSERVATION XII

Barnsby. — *Soc. chir.*, nov. 1902.

Il s'agit d'un cas de cholécystite calculeuse suppurée, chez une femme qui n'avait jamais eu aucun symptôme du côté des voies biliaires, mais qui, en revanche, avait souffert de troubles gastriques et intestinaux, de sorte que je crus tout d'abord à un abcès péri-appendiculaire. L'opération montra qu'il s'agissait d'une vésicule biliaire énorme, *adhérente au cæcum en bas*, et au côlon descendant en avant.

J'en retirai 700 grammes de pus et 294 petits calculs polyédriques. Je réséquai, après une dissection laborieuse, tout le fond de la vésicule et je marsupialisai le reste de la poche.

Guérison avec fistulette insignifiante.

Il est cependant un signe qui peut dans certains cas être d'une grande importance pour le diagnostic de la tumeur biliaire. C'est *sa mobilité*.

En continuité avec le foie, la vésicule distendue suit les mouvements de ce viscère à l'occasion de l'expiration et de l'inspiration. Même quand elle acquiert un volume considérable, on peut lui imprimer des mouvements de latéralité, sous la réserve toutefois que les adhérences péritonéales ne l'aient pas fixée trop intimement aux organes voisins. Dans les deux observations de M. Adenot, c'est particulièrement l'existence de ce signe qui lui a permis d'arriver à un diagnostic exact.

### OBSERVATION XIII

Adenot. — *Lyon méd.*, février 1901.

Mme D..., quarante-cinq ans, demeurant à Lyon, entre le 17 mars 1898 à l'hôpital de la Croix-Rousse, salle Sainte-Catherine, dans le service de chirurgie dont nous étions chargé à cette époque.

Elle entre à l'hôpital pour des douleurs abdominales violentes survenues il y a quatre ou cinq jours, au niveau de l'épigastre, avec vomissements abondants. Jamais d'ictère.

Cette fois, les douleurs durèrent toute la nuit du jeudi au vendredi, mais elle ne peut préciser dans quelle partie de l'abdomen elles ont été les plus fortes ; les irradiations douloureuses existent dans toute la hauteur de l'estomac. Ces douleurs continues, sourdes, étaient exaspérées par la toux et par le moindre effort, calmées en partie par le repos au lit. Au bout de deux ou trois jours, elle se localisèrent nettement dans la partie droite de l'abdomen et s'irradiaient dans la région des reins et jusque dans le flanc droit et la fosse iliaque, rendant la station debout absolument impossible. Constipation opiniâtre.

Le ventre est ballonné, sonore. La palpation réveille à droite une vive réaction de défense musculaire. Par suite de la tension abdominale dans tout le flanc droit et jusqu'au niveau de la fosse iliaque, un examen approfondi est difficile.

Toutefois le diagnostic d'appendicite aiguë, posé par les deux médecins avant l'entrée de la malade dans le service, nous paraît au moins douteux. T. 38°. Glace sur le ventre.

18 mars. — Les phénomènes douloureux tendent à se calmer, les vomissements n'ont pas reparu. L'examen du ventre est plus facile. Le foie paraît sensiblement abaissé. On sent dans la fosse iliaque une tuméfaction allongée dans le sens du cæcum, comme s'il s'agissait d'un boudin cæcal.

21 mars. — Les phénomènes péritonéaux sont calmés. Dans la fosse iliaque, on sent, par la palpation, une masse allongée très sensible au palper. Cette masse est *mobile de droite à gauche très nettement*. La tumeur paraît se continuer avec la matité hépatique abaissée, mais ce signe manque de netteté. Il nous paraît cependant évident qu'il s'agit d'une vésicule biliaire très abaissée et probablement très distendue, au point d'arriver à la fosse iliaque.

22 mars. — Opération, incision sur le bord externe du

grand droit. Le fond de la vésicule déborde le foie de trois travers de doigt et par suite descend au-dessous du niveau de l'épine iliaque. L'incision de la vésicule laisse écouler du pus et une dizaine de petits calculs grisâtres. Suture des lèvres de la vésicule à la paroi abdominale. Guérison au bout de quelques semaines.

## OBSERVATION XIV

ADENOT, *loc. cit.*

Mme N..., trente et un ans, habitant Lyon, a souffert il y a quelques mois de quelques coliques dans le ventre et dans les reins. Il y a six jours, le 9 juin 1899, elle aurait eu quelques coliques étendues à tout l'abdomen, sans prédominance marquee à droite. Jamais d'ictère.

Aujourd'hui, 14 juin, les coliques ont augmenté, avec douleurs très vives dans le flanc droit et dans les reins. Nausées, vomissements, ventre ballonné. Hier, purgation saline qui a provoqué de nombreuses selles. Le ventre est sensible à la pression, il est dépressible dans tout le côté gauche. A droite on sent nettement, au niveau de l'hypocondre et dans le flanc, et sur une ligne répondant sensiblement au point de Mac Burney, une masse dure, superficielle, douloureuse à la pression.

Elle est *mobile latéralement*. Cette mobilité, que je recherche avec soin, est très nette. (Il est probable que l'examen qui fut pratiqué après moi ne permit pas de constater ce signe, soit que la tumeur se fût déplacée, soit que la défense de la paroi abdominale l'ait masquée.) La tumeur est située un peu au-dessus de l'épine iliaque antérieure et supérieure et un peu en dedans. Elle paraît située trop haut pour qu'il s'agisse du cœcum ou de l'appendice, trop bas et trop en dehors pour qu'il s'agisse de la vésicule biliaire. Toutefois, c'est à cette dernière hypothèse que je me rallie, car la tumeur est trop près de la peau, trop dure et trop mobile pour qu'il s'agisse du cœcum.

J'ai d'ailleurs présent à l'esprit un cas de cholécystite avec abaissement anormal de la vésicule, opéré à la Croix-Rousse l'année dernière, et influencé par ce fait antérieur, je pose le diagnostic de cholécystite probablement calculeuse avec foie abaissé considérablement par le fait de la grossesse antérieure.

Opération (résumé). Vésicule biliaire grosse comme un œuf, distendue, péricholécystite, cholécystostomie ; il s'écoule de la vésicule un liquide d'abord purulent, puis ambré et filant. Fermeture définitive de la fistule en août, guérison parfaite.

C'est également la mobilité de la tumeur qui permit à Schwarz de reconnaitre une cholécystite suppurée chez une malade qui fut envoyée dans son service pour appendicite. « Jamais elle n'avait eu d'antécédents biliaires, à peine quelques vagues douleurs dans l'hypocondre droit et quelques troubles digestifs, lorsqu'elle fut prise rapidement de vives douleurs irradiées dans tout l'abdomen, mais surtout ombilicales, avec fièvre, ballonnement du ventre, vomissements et constipation. Mais le long du bord externe du grand droit, il existait une tumeur, tenant manifestement au foie, pyriforme, *mobile transversalement*, et assez superficielle pour qu'il n'y eût pas lieu de songer à un rein. La vésicule était adhérente à l'épiploon qui l'enveloppait. »

A une palpation plus profonde, on peut constater parfois, au niveau de la partie supérieure de la tumeur, une sorte de masse plus étroite, plus effilée, qui en montre la continuité avec le foie.

Plus importants sont les signes fournis par la percussion. Elle peut montrer d'abord une augmentation de volume du foie, qui dépasse par en bas les fausses côtes; l'attention du chirurgien est ainsi attirée du côté de la région hépatique ; il s'agit d'une angiocholite surajoutée. On peut observer également un abaissement total de l'organe, comme dans le cas de Adenot (obs. XIV), où cet abaissement, accompagné peut-être d'un certain degré de rotation autour de l'axe transversal du foie, était dû à un accouchement récent ; la présence de ce signe peut faire accepter dans certains cas l'hypothèse de cholécystite basse. De plus, la percussion de l'hypocondre droit fait constater *une zone de matité* présentant la forme de la tumeur, et *se continuant en haut avec celle du foie sans interposition d'une bande sonore*. Cette continuité de la matité hépatique avec celle de la tumeur peut, il est vrai, être absente (obs. VII, VIII, XVII), mais lorsqu'elle existe elle est d'une grande importance pour le diagnostic avec l'appendicite, comme le montrent les deux observations suivantes.

### OBSERVATION XV

Due à l'obligeance de M. le professeur agrégé VALLAS.

Mme C., soixante-deux ans, sans profession, pas d'antécédents héréditaires, bonne santé antérieure. Elle aurait eu, dit-elle, une grippe il y a trois mois. Brusquement, vers la fin de janvier 1902, elle ressentit de vives douleurs au creux épigastrique, avec irradiations dans l'hypocondre droit et dans la fosse iliaque du même côté. Ces douleurs, extrêmement pénibles, étaient à peine calmées par des injections sous-cutanées de morphine, et le contact des draps était insupportable. Elles revenaient par accès d'une durée de quatre ou cinq jours, séparés d'abord par des intervalles beaucoup plus longs. En dernier lieu les accès étaient subintrants et presque continus ; ils s'accompagnaient de vomissements bilieux, avec régurgitations acides. Constipation opiniâtre. La malade n'a jamais présenté d'ictère, jamais d'irradiations douloureuses dans l'épaule droite. A la fin de chaque accès, l'anurie qui était absolue durant la crise disparaissait et la malade émettait des urines abondantes.

M. Vallas, qui voit la malade peu avant son entrée à l'hôpital, constate à ce moment, dans les premiers jours du mois de mars, un léger ballonnement de l'abdomen, et une tuméfaction volumineuse dans la région du flanc. Cette tuméfaction, allongée, superficielle, située immédiatement sous la paroi abdominale, descend jusqu'un peu au-dessous d'une ligne horizontale, passant par l'épine iliaque antérieure et supérieure ; cette masse est très douloureuse à la pression, et le maximum de la sensibilité à la palpation répond à la fosse iliaque droite. Elle est mate à la percussion, et n'est pas mobile. Le diagnostic est d'abord hésitant entre appendicite et cholécystite.

Mais à une palpation profonde, la tumeur paraît se prolonger, à la partie supérieure, sous la face inférieure du foie, et la percussion montre la continuité avec la matité hépatique ; on constate de plus une bande sonore entre la limite inférieure de la tumeur et l'arcade crurale. Ces derniers signes, ainsi que la localisation primitive des douleurs, permettent à M. Vallas de faire le diagnostic de cholécystite, et la malade est envoyée à l'Hôtel-Dieu de Lyon pour l'intervention.

Opération le 20 mars, incision en dehors du grand droit, au niveau de la partie supérieure de la tumeur. La vésicule biliaire est volumineuse, descend dans la fosse iliaque et présente des adhérences très épaisses avec la paroi abdominale à sa partie supérieure. L'incision est faite au sommet de la vésicule et fait sortir une grande quantité de liquide purulent noirâtre. On en retire deux calculs de la grosseur d'une noix et une multitude de petits semblables à des grains de plomb.

On suture les parois au-dessus de la vésicule, qui est abouchée à la paroi abdominale.

Guérison rapide.

## OBSERVATION XVI

Due à l'obligeance de M. le professeur agrégé Villard

Mme X..., trente-cinq ans, entre à la Charité, en juillet 1899, pour des accidents fébriles avec phénomènes douloureux du côté de l'hypocondre droit. Ces douleurs s'irradient également à la fosse iliaque droite. On ne note dans les antécédents de la malade aucun signe de lithiase, jamais d'ictère.

L'examen du ventre fait reconnaître, à mi-chemin entre le rebord des fausses côtes et la fosse iliaque, une tuméfaction douloureuse s'étendant jusqu'au voisinage de l'ombilic, difficile à délimiter nettement. Le maximum de la douleur est situé un peu au-dessus du point de Mac Burney, et plus rapproché de l'ombilic que de l'épine iliaque. A la partie supérieure, la tumeur semble se continuer avec le foie, mais d'une façon peu nette ; à la percussion, pas de bande sonore entre la matité hépatique et celle du plastron de la fosse iliaque. Celui-ci peut rappeler un foyer péri-appendiculaire ou une cholécystite assez basse.

Après beaucoup d'hésitation, et en raison des signes fournis par la percussion et la palpation profonde, c'est à ce dernier diagnostic qu'on se rattache.

Une incision, pratiquée sur le bord externe du grand droit, conduit sur la vésicule tres dilatée, adhérente aux organes voisins par ses parois épaissies et enflammées. Une cholécystostomie est pratiquée et une assez grande quantité de pus sans calculs s'écoule à l'extérieur. On reconnaît nettement la présence de la bile dans l'écoulement.

La température tomba en même temps que l'état général se relevait. La fistule fut oblitérée au bout de deux mois et demi. L'année suivante, cette malade, ayant repris des phénomènes douloureux dans l'hypocondre droit, réclame une nouvelle intervention ; on pratique la réouverture de la vésicule en septembre 1900, on abouche à la peau les parois de la vésicule dans un but de drainage. Au bout d'un mois et demi, la guérison est complète.

Souvent la palpation détermine des phénomènes extrêmement douloureux, et alors même que la tumeur siège au niveau de la fosse iliaque, il s'ensuit une contracture de la paroi, une défense musculaire du grand droit comme dans l'appendicite. C'est là une nouvelle cause d'erreur, d'autant plus qu'il en résulte une gêne considérable de la palpation. Richardson cite le cas d'une femme de soixante-deux ans, qui ayant éprouvé des douleurs dans le flanc droit depuis plusieurs semaines, présenta à ce niveau une tumeur avec rigidité extrême de la paroi abdominale ; au lieu de trouver une appendicite à siège élevé comme il s'y attendait, il fut surpris de trouver une vésicule distendue contenant un liquide purulent et une centaine de petits calculs. L'observation de Mouchet est encore plus caractéristique parce que la tumeur se trouve située dans ce cas exactement au niveau de la région cæcale.

### OBSERVATION XVII (résumé).

MOUCHET. — *Soc. anat.*, fév. 1902

F..., cinquante-six ans, ayant éprouvé depuis le 14 février des douleurs dans le côté droit de l'abdomen. Constipation opiniâtre et vomissements bilieux. Facies altéré, pouls 102, faible T. 37°8. Un peu de tympanisme. Douleur vive au point de Mac Burney, surtout à la pression. A ce niveau, on sent une tuméfaction ovoïde, du volume d'une grosse orange, à surface lisse régulière, non mobilisable ; on ne peut la limiter en bas à cause des douleurs et de la contraction extrême de la paroi abdominale. La fluctuation paraît manifeste. La percussion montre l'indépendance du foie, dont la zone de matité est un peu abaissée, mais d'étendue normale, la zone de matité est séparée de la tuméfaction par une étroite bande de sonorité. Diagnostic : collection suppurée péri-appendiculaire. Opération le 14 février, incision sur le bord externe du grand droit. Vésicule très distendue, cholécystostomie ; il sort un pus filant, verdâtre et des calculs. Le lendemain, mort par congestion pulmonaire double. L'autopsie montre la perméabilité complète des voies biliaires.

OBSERVATION XVIII (KENNEDY)

Mme D.., mariée, cinquante-six ans, sans enfants. Deux jours avant l'entrée à l'hôpital, elle éprouvait dans l'abdomen une douleur abdominale peu intense, à irradiations multiples, mais particulièrement localisée dans la fosse iliaque droite. T. 38°9. Constipation et vomissements. A l'examen, contracture de défense du muscle droit, sensibilité extrême de la fosse iliaque droite à la palpation. Toucher vaginal négatif. Le toucher rectal dénote une douleur à la pression du côté de la fosse iliaque droite. On porte le diagnostic d'abcès péri-appendiculaire.

Opération le 6 juin 1896 à l'hôpital Sainte-Catherine.

Pendant l'anesthésie, la palpation permet de reconnaître une tumeur mobilisable latéralement, sous le bord inférieur du lobe droit du foie. L'incision, pratiquée à la partie supérieure de cette tumeur, intéresse le bord externe du grand droit. Congestion et épaississement de la séreuse péritonéale. Cholécystotomie : il sort de la vésicule épaissie un liquide visqueux, purulent et de nombreux calculs. Guérison au bout de quelques semaines.

Il existe enfin des cas où la tumeur passe pour ainsi dire inaperçue, les douleurs ayant une place prépondérante. Guillemin rapporte l'histoire d'une malade de trente-cinq ans, entrée à l'hôpital Bichat, n'ayant jamais eu d'antécédents biliaires, et chez laquelle les symptômes douloureux avaient fait croire à une collection suppurée dans la fosse iliaque droite. M. Terrier opéra et trouva une cholécystite suppurée.

Les symptômes douloureux sont même parfois si accentués, les phénomènes péritonéaux si intenses dans certains cas, qu'on se trouve en présence du tableau clinique de la péritonite généralisée. Lorsqu'il s'agit d'une vésicule distendue et descendant dans la fosse iliaque droite, ces symptômes seront tout naturellement rapportés à l'appendicite. Chez un malade de Gérard-Marchand (Soc. de chir. 1897) les symptômes de péritonite prirent une allure prépondérante, faisant croire à une perforation appendiculaire, alors qu'il ne s'agissait en réalité que d'une cholécystite suppurée volumineuse, « tendue comme un ballon prêt à crever ». C'est également le cas observé par Richardson.

## OBSERVATION XIX

RICHARDSON. (*Amer. J. of med.*) juin 1898.

H..., quarante ans, a éprouvé la veille à minuit une douleur violente dans le creux épigastrique.

Vomissements fréquents, bilieux. Bonne santé antérieure, pas d'antécédents lithiasiques. T = 38°5, le pouls est fréquent. Tympanisme, contracture de la paroi abdominale à droite, douleur à la pression localisée particulièrement à la région iliaque droite. Diagnostic : appendicite avec péritonite généralisée. Incision sur le bord externe du muscle droit, à mi-chemin entre le siège de l'appendice et celui de la vésicule. L'appendice est trouvé sain. On prolonge l'incision en haut, on trouve la vésicule distendue, contenant du pus à bacillus coli, sans calculs. Cholécystostomie. Guérison.

Lorsque la cholécystite, avec ou sans perforation de la vésicule, détermine au voisinage de l'organe une collection plus ou moins enkystée, cette collection, évoluant au loin, finit souvent par se localiser dans la région cœcale. Cette « para cholécystite » à siège particulier passe au premier plan dans la scène clinique, et même pendant l'intervention on pourra croire à l'existence d'un foyer péri-appendiculaire.

### OBSERVATION XX

J. Moore. — *The N. York Med. Jour.* 1899.

Homme de trente-six ans, ayant éprouvé brusquement une douleur très vive dans l'abdomen, avec vomissements et température élevée.

A l'examen, on constate du tympanisme, une résistance spéciale de la paroi abdominale à droite, et une douleur vive à la palpation dans tout le côté droit. T = 38°,9, pouls = 100. On diagnostique une appendicite, et on l'envoie à l'hôpital Saint Barnabas.

On perd un temps précieux à s'assurer du consentement de la famille pour décider l'opération.

L'état général devient très mauvais, le pouls = 110.

Opération. Incision classique de l'appendicite. On trouve un abcès péri-appendiculaire, s'étendant jusqu'à la paroi postérieure du côlon ascendant. L'appendice est en bon état. On conclut à une « pérityphlite », sans lésion appendiculaire.

Deux jours après, l'autopsie montre qu'il s'agissait d'un abcès dû à la perforation de la vésicule biliaire, abcès limité en haut par le foie, en dehors par le côlon ascendant qui est adhérent à la paroi abdominale.

L'auteur ajoute que s'il avait pensé à la vésicule biliaire, il aurait pu prévenir ces accidents.

En somme, les signes les plus importants pour le diagnostic de la cholécystite sont le siège maximum de la douleur, surtout de la douleur à la pression, et les caractères de la tumeur biliaire. Les commémoratifs, l'ictère, la notion étiologique, âge et sexe, seront d'une grande utilité, comme nous l'avons vu dans le chapitre précédent. Les troubles digestifs sont fréquents dans les deux affections, mais la constipation semble être plus constante dans l'appendicite. La fièvre hépatique, lorsqu'elle existe à la suite de la cholécystite ou par le fait d'une angiocholite surajoutée, constitue, avec ses caractères spéciaux, un élément important du diagnostic parce qu'elle indique que les voies biliaires sont infectées. Enfin l'examen des urines au point de vue de la présence des peptones et de l'urobiline pourrait parfois donner des indications très nettes ; et pour Jeannel, la recherche de la tyrosine dans l'urine est un signe presque pathognononique d'une lésion de l'appareil biliaire.

4° *Cholécystite avec péritonite généralisée.* — La péritonite généralisée à la suite d'abcès péri-cholécystique ou de perforation de la vésicule évolue parfois sourdement. Le point de départ en passe souvent inaperçu, particulièrement au cours d'une fièvre typhoïde, où l'on croit avoir affaire à une perforation intestinale. Mais l'erreur de diagnostic la plus fréquente est celle de l'origine appendiculaire de ces lésions. C'est qu'en effet le liquide purulent de la péritonite n'occupe pas dans ce cas toute la cavité abdominale. Lorsqu'il a son origine dans la vésicule, il a une tendance marquée à s'accumuler dans la partie droite de l'abdomen, grâce surtout à la présence du mésocôlon transverse et ascendant.

L'accumulation de pus dans la fosse iliaque peut donc donner lieu à des erreurs de diagnostic avec l'appendicite et les phénomènes douloureux sont souvent plus intenses au niveau du point de Mac Burney. Nous pourrions multiplier les exemples, mais nous nous bornerons à citer les observations les plus intéressantes à ce point de vue.

### OBSERVATION XXI (résumée)

JABOULAY. – In th. Bricka, Lyon, 1898-1899.

En juin 1898 entrait à l'Hôtel-Dieu, dans le service du Dr Jaboulay, un homme, âgé de soixante ans, et présentant les signes d'une péritonite généralisée : faciès grippé, vomissements fréquents, pouls rapide et filiforme, distension de l'abdomen qui était douloureux spontanément et à la pression dans toute son étendue. La douleur à la palpation semblait cependant plus forte dans la région droite de l'abdomen. Pas d'ictère ; l'état général était grave.

L'absence de renseignements sur le passé pathologique du malade et la difficulté que l'on avait à obtenir de lui des réponses précises sur l'évolution de la maladie actuelle rendaient le diagnostic étiologique fort délicat. Néanmoins, en raison de la rapidité d'évolution de la péritonite, on pouvait penser à une perforation intestinale (appendicite), se basant sur la prédominance de la douleur dans le côté droit.

M. Jaboulay se résolut à pratiquer d'urgence la laparotomie latérale droite.

*Opération.* — Incision au niveau de la fosse iliaque. La séreuse péritonéale a une teinte verdâtre ; il s'écoule un liquide rouge mêlé de bile. L'appendice est sain.

L'état général du malade ne permettant pas une plus longue intervention, M. Jaboulay procède au pansement, avec drainage de la cavité abdominale. Mort deux jours après. On trouve à l'autopsie des lésions de péritonite diffuse, une poche purulente au-dessous du foie et une perforation du fond de la vésicule.

### OBSERVATION XXII (résumée)

SIREDEY et FAURE, in thèse Bricka

F.... vingt-quatre ans, lingère, a eu en 1895 une fièvre typhoïde grave. Brusquement, en 1896, douleurs violentes à l'épigastre, irradiées dans la fosse iliaque droite. Vomissements verdâtres, pas d'ictère. Depuis cette époque, deux nouvelles poussées douloureuses, fébriles. Elle entre le 2 septembre à l'hôpital Saint-Antoine. Ventre ballonné surtout à droite, douleur vive à la palpation dans la fosse iliaque et surtout un peu à droite de l'ombilic. Pas de matité, on ne sent ni tumeur ni fluctuation. Le Dr Faure confirme le diagnostic de péritonite appendiculaire.

Opération immédiate, incision de Roux : il s'écoule une certaine quantité de liquide puriforme, jaunâtre.

Mais cœcum et appendice sont absolument sains. Une deuxième incision est pratiquée sur la ligne médiane ; le péritoine mis à nu est presque sain. On agrandit alors par en haut l'incision de la fosse iliaque ; à mesure qu'on se rapproche du foie, le péritoine paraît de plus en plus malade. La main de l'opérateur arrivant sous la face inférieure du foie fait sortir un flot de bile, des adhérences très étendues et très épaisses à ce niveau empêchent d'explorer la vésicule et de découvrir la perforation. Pas de calculs. Sutures, drainage au contact de la vésicule. Guérison. Le 1er novembre, la guérison suit son cours normal.

## OBSERVATION XXIII (résumée).

Th. Jacob, Paris, 1898.

J..., quatorze ans, en convalescence de fièvre typhoïde, doit quitter l'hôpital dans deux jours, quand il est pris subitement le 13 août d'une douleur dans le côté droit de l'abdomen, au voisinage de l'ombilic. Rien dans la fosse iliaque droite ; le soir, vomissements T. 37°2. Le 14, la douleur a la pression est très vive au-dessous des fausses côtes, et à ce niveau les muscles contracturés. Partout ailleurs le ventre est souple. Le soir, douleur généralisée, ventre ballonné, faciès altéré, pouls petit. On diagnostique une péritonite généralisée d'origine appendiculaire avec appendice situé très haut. Laparotomie avec M. Jalaguier qui nous guide. Incision sur le bord externe du grand droit. Épiploon épaissi, vascularisé, pus dans le bassin. L'appendice, rouge, couvert de quelques fausses membranes, est réséqué ; mais il ne présente pas de perforation.

Le malade meurt dans la journée du 17, et à l'autopsie, on trouve une cholécystite suppurée.

Le diagnostic du point de départ de la péritonite est d'une grande importance au point de vue de la précocité et de la rapidité du traitement.

Il se fera surtout par la recherche des commémoratifs, du maximum dela douleur spontanée ou provoquée. Dans l'observation de M. Jaboulay, c'est l'absence de renseignements sur le passé pathologique du malade qui induisit en erreur ; dans le cas de Siredey, les symptômes primitifs étaient masqués par les phénomènes concomitants d'une grossesse au début : dans celui de Jacob, même pendant la laparotomie on crut à une appendicite, et comme le fait remarquer Adenot, « l'erreur fut si complète qu'on pratiqua à tort la résection de l'appendice qui était sain ». Dans ce cas encore, l'examen des commémoratifs et du siège maximum de la douleur est très important.

Cependant le diagnostic se fait dès l'ouverture du péritoine : d'une part à l'examen du liquide qui s'écoule, plus ou mélangé de bile, comme ce fut le cas pour le malade de Jaboulay. d'autre part, par la recherche du maximum des lésions péritonéales, qui conduit le chirurgien vers le point de départ des lésions (obs. XXII).

# CHAPITRE IV

## Traitement.

---

La cholécystite et l'appendicite franchement diagnostiquées nécessitent un traitement particulier commandé précisément par leur situation topographique : ces interventions ont été bien établies et il n'entre pas dans le cadre de notre sujet de les exposer.

Dans les cas douteux où les symptômes des deux affections se superposent en quelque sorte, quelle thérapeutique doit-on instituer ? Tout d'abord, nous avons vu que certains cas de cholécystite bénigne peuvent simuler l'appendicite aiguë. Or la première permet le plus souvent la temporisation, qui dans le second cas pourrait favoriser parfois l'évolution de graves complications. « Il est bon de rappeler au chirurgien qu'il aura souvent affaire, en face de l'image classique apparente d'une appendicite, à une cholécystite anodine ; il ne doit pas, sous le couvert de l'asepsie et grâce à ce que Socin a appelé « la charité du péritoine », s'exposer à ouvrir tous les ventres dans lesquels il semble se passer quelque chose, et sans savoir ce qu'il faudra faire si par hasard la trouvaille est inattendue. » (Roux de Lausanne.) Le mérite du chirurgien est de réunir ces deux qualités en apparence contradictoires : savoir se hâter et savoir temporiser. Sans vouloir entrer dans la discussion délicate des interventionnistes à outrance et des temporisateurs, nous pourrions cependant superposer dans la plupart des cas au traitement des diverses formes de cholécystite celui des variétés parallèles de l'appendicite. Nous reconnaissons qu'il existe des formes graves de cholécystite chronique simulant l'appendicite, parfaitement justiciables d'une intervention.

La laparotomie dans ce cas ne sera pas inutile, et il y a en revanche de graves inconvénients à laisser, comme le dit Longuet, les adhérences péri-vésiculaires se multiplier et s'organiser, et à favoriser ainsi l'éclosion des accidents les plus sérieux.

Un degré de plus, et l'abcès est formé : la cholécystite suppurée réalise les signes cliniques de l'abcès appendiculaire. La question de diagnostic devient alors moins importante.

Il y a du pus, il faut l'évacuer. La laparotomie exploratrice mettra en évidence le point de départ de la collection et sera du même coup le premier temps du traitement à instituer. Dans les cas douteux que nous envisageons, l'incision qui conviendra le mieux sera précisément celle qui avec le plus d'économie possible des téguments, permettra de juger à la fois et de l'état de l'appendice et de celui de la vésicule. L'incision de Roux, parallèle à l'arcade crurale, est sans doute préférable au point de vue du drainage ; mais d'une part le champ opératoire reste exclusivement limité à la région cœcale; d'autre part la constatation de l'intégrité de l'appendice obligera souvent à prolonger cette incision jusqu'au niveau de la vésicule comme le montrent la plupart de nos observations, et l'on est bien en droit de *craindre alors une éventration consécutive.*

Il est donc préférable de choisir, comme le recommande M. le professeur agrégé Tixier, une incision intermédiaire aux deux régions appendiculaire et vésiculaire, qui aura l'avantage de mettre à découvert les deux foyers possibles de suppuration. C'est *l'incision de Jalaguier.* Souvent préconisée pour le traitement de l'appendicite, cette incision, prolongée en haut sur le bord externe du grand droit, découvre nettement la région vésiculaire. Au cas d'abcès appendiculaire, elle sera suffisante pour évacuer le pus et même au besoin aller à la recherche de l'appendice ; prolongée en haut dans le cas de cholécystite suppurée, elle reste précisément l'incision de choix appropriée à toutes les interventions pratiquées sur la vésicule.

Enfin dans le cas de péritonite généralisée, quel qu'en soit le point de départ, appendice ou vésicule biliaire, l'intervention s'impose au même titre et d'une façon analogue dans les deux cas : l'indication opératoire est celle de toute les péritonites généralisées.

## CONCLUSIONS

I. — L'appendicite peut simuler la cholécystite dans ses diverses formes. Beaucoup plus souvent, c'est la cholécyste qui revêt toutes les allures de l'appendicite.

II. — Les variations de siège si fréquentes de l'appendice et de la vésicule biliaire, les modifications que leur imprime l'inflammation peuvent expliquer en partie ces formes anormales.

III. — Le diagnostic, en général facile ou tout au moins possible dans les cas types, devient par suite très ardu, étant donnée l'absence des signes vraiment pathognomoniques, tels que le siège de la douleur, de la sensibilité à la pression et de la tumeur.

IV. — Dans les cas douteux, et en présence d'indications nettes fournies par les symptômes généraux et locaux, on pratiquera la laparotomie sur le bord externe du muscle droit, seule propre à éclairer sur la véritable nature des lésions.

## BIBLIOGRAPHIE


ADENOT. — Cholécystite à f. d'appendicite. *Lyon médical*, février 1901.

BARNSBY. — Appendicite et annexite. Thèse de Paris, 1898.

— Appendicite et annexite. Congrès de Paris, octobre 1902.

DUFOURT. — L'ictère dans la colique hépatique. *Lyon médical*, avril 1897.

GLANTENAY. — Appendicite par arrêt de migration du cœcum. *Presse médicale*, 1899.

GUINARD. — Art. appendicite in traité Delbet et Le Dentu.

GUILLEMIN. — Cholécystite calc. Thèse de Paris, 1899.

JEANNEL. — *Arch. prov. de chir.*, 1890.

KENNEDY. — Disease of the gall. bladder. *New-York medical journal*, avril 1902.

LAFFORGUE. — *Journal international d'anatomie*, 1893.

LAPLACE. — Some unusual faetures of appendicitis. *J. of Amer. med.* octobre 1901.

LONGUET. — Trait. chirurgical de l'angiochol. non calc. Thèse de Paris, 1896.

MOORE (J.). — *The New-York med. journal*, mars 1899.

PIARD. — Suppurations à dist. d. l'appendicite. Thèse de Paris, 1895-1896.

SALLET. — Abcès péri-hép. d'origine append. These de Lyon, 1894.

SIRAUD. — Anat. de la vésic. bil. *Lyon médical*, 1895.

SCHWARZ. — Chirurgie du foie. Paris, 1901.

TALAMON. — Appendicite et pérityphlite. Collection Charcot-Debove.

TIXIER. — Soc. chir. de Lyon, novembre 1901.

VAUTRIN. — Des appendicites anormales. *Rev. gyn.*, 1898.

VERGRIETE. — Causes d'erreurs dans le diagnostic de lith. biliaire. Thèse de Paris 1899

LYON
Imprimerie A. STORCK et Cie
Rue de la Méditerranée, 8

www.ingramcontent.com/pod-product-compliance
Lightning Source LLC
LaVergne TN
LVHW011957160826
845678LV00002B/589

* 9 7 8 2 3 2 9 6 7 6 0 1 2 *